ASSOCIATION FRANÇAISE

POUR

L'AVANCEMENT DES SCIENCES

Fusionnée avec

L'ASSOCIATION SCIENTIFIQUE DE FRANCE

(Fondée par Le Verrier en 1864)

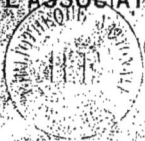

CONGRÈS D'ORAN

1888

M. Auguste VOISIN

Médecin de la Salpêtrière, à Paris.

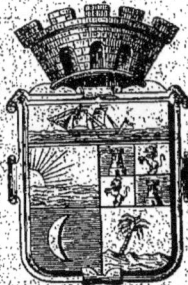

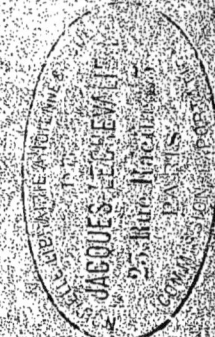

PARIS

AU SECRÉTARIAT DE L'ASSOCIATION

A l'Hôtel des Sociétés savantes

28, RUE SERPENTE, 28

ASSOCIATION FRANÇAISE
POUR L'AVANCEMENT DES SCIENCES

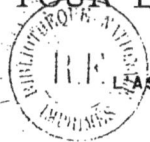

Fusionnée avec

L'ASSOCIATION SCIENTIFIQUE DE FRANCE

(Fondée par Le Verrier en 1864)

CONGRÈS D'ORAN. — 1888

M. Auguste VOISIN

Médecin de la Salpêtrière, à Paris.

TRAITEMENT DES MALADIES MENTALES ET NERVEUSES PAR LA SUGGESTION HYPNOTIQUE

— Séance du 3 avril 1888 —

J'ai continué, depuis l'année dernière, mes études sur le traitement des maladies mentales et nerveuses par la suggestion hypnotique; je me suis toujours attaché à rester sur le terrain solide de la clinique et de l'observation, et j'ai eu la satisfaction de faire encore servir cette méthode à la curabilité de ces affections si résistantes aux médications connues.

En voici quelques exemples parmi les malades que j'ai le plus récemment traités :

Dipsomanie datant de plus de dix ans. — État mélancolique.
(Guérison par la suggestion hypnotique.)

Une nommée Fa..., âgée de trente et un ans, est entrée dans mon service, à la Salpêtrière, en janvier 1888, pour de la dipsomanie. Son grand-père paternel et son père sont morts de tubercules pulmonaires. Cette femme est sujette, depuis sa jeunesse, à de l'inappétence et à une soif exagérée qu'elle satisfait, depuis une dizaine d'années, avec de l'eau, du vin et de l'eau-de-vie; elle boit jusqu'à cinq à six verres d'eau de suite. Depuis son mariage, il y a dix ou onze ans, elle s'enivre fréquemment; depuis trois ans, l'ivresse est suivie de délire et d'actes incohérents.

Cette femme n'est réglée depuis sa formation que par l'anus; le sang paraît tous les quinze jours à tous les mois. La quantité de sang perdu est de près de deux grands verres et l'écoulement dure cinq à six jours.

Elle a eu, à plusieurs reprises, des attaques convulsives caractérisées par la perte complète de connaissance, la chute à terre, de l'écume buccale, de la raideur générale suivie de secousses cloniques.

Elle n'a jamais eu d'enfant ; elle n'a jamais fait de fausse couche.

État à son entrée :

Physionomie sombre. Intelligence suffisante. Elle ne parle pas : il faut lui arracher ses réponses.

Rien de particulier dans la vue, l'ouïe, l'odorat et le goût.

Douleurs, épigastrique, précordiale, sus et sous-mammaires et iliaque, gauches. Pas d'anesthésie.

Étouffements fréquents avec sensation d'une boule post-sternale. Vomissements le matin.

Son mari est en instance pour obtenir le divorce à cause de ses habitudes alcooliques.

Elle se refuse à avouer qu'elle buvait.

J'ai commencé mes tentatives d'hypnotisme le 31 janvier 1888, et j'ai réussi, dès la première fois, au moyen de l'application de la main gauche sur le front et de passes devant les yeux avec la main droite.

Les premières suggestions ont porté sur la docilité à se laisser endormir d'autres fois et à me dire le lendemain ce qu'elle buvait pour s'enivrer. Le lendemain elle est venue me dire qu'elle buvait de l'eau-de-vie.

Le 4 février, hypnotisme. Suggestion de ne plus avoir soif et de ne rien boire autre que de l'eau rougie aux repas.

Le 6, hypnotisme. Suggestion d'avoir dorénavant la physionomie enjouée, et de me dire qu'elle n'a plus soif et qu'elle n'aime plus boire.

Le 18, sa physionomie n'est plus sombre, elle sourit en me voyant et elle me dit d'elle-même qu'elle n'a plus soif et qu'elle n'aime plus boire.

Je lui ai fait deux autres fois des suggestions semblables ; elle m'a manifesté d'une façon évidente son dégoût des excès alcooliques.

Le 20 mars, sa physionomie exprime la satisfaction, et elle me remercie de l'avoir guérie.

Folie lypémaniaque. — Idées de suicide. — Hallucinations.
(Guérison par la suggestion hypnotique.)

La nommée Bi..., âgée de trente et un ans, est entrée dans mon service le 25 décembre 1887. Pas d'hérédité morbide. Elle a toujours eu une santé délicate depuis une fièvre typhoïde qu'elle a eue à l'âge de sept ans. Elle est mariée et elle a eu beaucoup de chagrins dans son ménage parce que son mari est joueur, buveur et débauché. Malgré toutes les représentations qu'elle lui a faites, il continue à mener cette conduite. Il se livre à des violences sur elle quand il est ivre. Ces scènes ont provoqué chez elle, depuis six ans, des attaques de nerfs. La dernière a eu lieu dans le milieu de décembre et elle a été suivie d'hallucinations et de délire qui n'ont pas cessé depuis. Elle croit voir depuis ce temps des gens qui la regardent méchamment et qui veulent l'empoisonner. Il y a deux nuits, elle criait à l'assassin par la fenêtre. Le lendemain, elle a été désordonnée, elle pleurait, demandait pardon, elle montrait le portrait de son mari à tous les habitants de la maison.

A son entrée, sa physionomie était profondément triste ; il était impossible d'obtenir d'elle une réponse, et on ne pouvait l'approcher sans provoquer sa frayeur. Elle avait des hallucinations de la vue terrifiantes. Les pupilles sont égales ; les oreilles bien faites, mais le front est asymétrique (la région frontale gauche est déprimée). Les médius, annulaires et petits doigts sont aplatis, et leur extrémité est aussi large que le reste du doigt. Aux deux pieds, le quatrième orteil est aussi long que le gros.

Il existe une douleur sus-mammaire et iliaque gauche très nette à une pression modérée. Diminution de la sensibilité aux piqûres du membre supérieur gauche et des deux sclérotiques. Insomnie complète.

Traitement : bromure de potassium, 2 grammes ; bains de Barèges.

Le 11 mars, l'état mental est resté le même ; mais, de plus, il s'est compliqué de l'idée de suicide. Son mari est venu plusieurs fois la voir et ses visites paraissent lui être très pénibles, d'autant plus que deux fois il est arrivé ivre. J'essaie, le 11 mars, le traitement par l'hypnotisme. Le sommeil n'est pas obtenu complet. J'essaie de nouveau le 15 et je réussis. Je lui suggère de ne plus avoir d'hallucinations, ni d'idées de suicide et d'empoisonnement, de ne plus pleurer, d'avoir avec moi la physionomie souriante, de bien dormir chaque nuit et de se laisser endormir par moi lorsque je viendrai m'occuper d'elle.

Le 16, sa physionomie est souriante à mon approche ; elle n'a pas pleuré depuis la veille et elle a bien dormi.

Le 18, je réitère le même traitement et les mêmes suggestions.

Le 26, l'habitus extérieur de cette femme est absolument différent de ce qu'il était avant ce traitement. L'état lypémaniaque, les idées de suicide ont absolument disparu, ainsi que les hallucinations et les craintes d'être empoisonnée.

Elle a très bien accueilli son mari qui lui a promis devant moi de bien se conduire dorénavant.

J'ai fait disparaître par suggestion les troubles de la sensibilité indiqués plus haut.

Folie lypémaniaque avec agitation. — Impulsions violentes.
Fugues. — Mobilité incessante.
(Guérison par la suggestion hypnotique.)

La nommée Du..., âgée de trente-cinq ans, est entrée, le 15 janvier 1888, dans mon service, à la Salpêtrière, dans un état de lypémanie avec agitation. Elle a été dès son entrée de très mauvaise humeur, elle se refusait à se coucher, elle criait toutes les nuits, et si on voulait la faire taire, elle se débattait, elle résistait et elle frappait les employées. Elle paraissait atteinte d'hallucinations de l'ouïe, et un jour elle a été surprise au moment où elle allait franchir un mur d'enceinte du service. C'est une jeune femme blonde, bien constituée, ayant les pupilles égales, ne présentant pas d'ataxie de la langue ni des lèvres. Pendant que nous l'examinons, elle ne cesse de marcher et de remuer. La parole est nette. Elle nous dit qu'elle a des rages, qu'elle a un besoin de frapper ses compagnes, qu'il lui est impossible de rester tranquille, par conséquent de travailler à n'importe quoi.

Il existe une douleur intercostale dans la région sus-mammaire gauche, une douleur dans la région dorsale gauche, au niveau des deuxième, troisième et quatrième vertèbres.

De plus, il existe de la diminution de la sensibilité aux piqûres au membre supérieur gauche. Elle éprouve, en outre, de la constriction à la gorge.

Le 28 février, l'état restant le même, j'essaie le traitement par l'hypnotisme. Elle résiste autant que possible à l'application de deux de mes doigts sur ses paupières, et il faut l'aide de trois personnes pour la tenir. Puis le sommeil est obtenu assez rapidement. Je lui suggère de se déshabiller et de monter dans son lit ; elle le fait ; mais à peine avait-elle commencé à prendre la position du sommeil qu'elle descend du lit, se rhabille (elle le fait n'étant pas évidemment tout à fait réveillée), mais au bout de cinq minutes le réveil est à peu près complet. Je profite de ce moment pour appliquer de nouveau mes doigts sur ses paupières et de lui suggérer de se déshabiller et de dormir jusqu'au lendemain matin sept heures, sans se lever autrement que pour satisfaire ses besoins. Je lui suggère, en outre, d'aller dorénavant travailler à l'atelier et d'y rester tranquille. Les suggestions ont réussi, elle ne s'est levée le lendemain qu'à sept heures, et depuis elle a été travailler à l'atelier.

Je lui ai fait les jours suivants d'autres suggestions, ainsi par exemple :

1º Celle de gagner à la couture 2 francs au minimum par semaine, au lieu de 65 centimes qu'elle a gagnés la première semaine où elle a commencé à travailler ;

2º De participer au bal qui doit être donné dans le service et de mettre le costume qui lui sera présenté ;

3º De ne plus entendre de voix, de ne plus éprouver de douleurs intercostales et de sentir les piqûres au membre supérieur gauche ;

4º De ne plus avoir ce qu'elle appelle des rages, d'être douce avec ses compagnes et avec les employées et de dormir la nuit.

Toutes ces suggestions ont réussi et aujourd'hui, 29 mars, elle peut être considérée comme guérie. Sa physionomie est avenante, son caractère est aimable ; elle ne se dispute plus et elle travaille toute la journée. Elle me dit qu'elle est maintenant *sûre d'elle*, qu'elle n'a plus de rages ni de peur de faire mal, qu'elle se sent plus lucide, et que si elle a encore quelques moments d'énervement elle peut rester calme. Elle me remercie de l'avoir guérie.

Elle vient de gagner dans une semaine 3 fr. 65 c. (les meilleures travailleuses gagnent 4 fr. 50 c.).

Le sommeil est calme ; il dure neuf heures.

Nervosisme chronique datant de huit ans : hypocondrie.
Paraplégie nerveuse commençante.
(Guérison par la suggestion hypnotique.)

Mme H.... âgée de trente-six ans, est venue me consulter pour de la faiblesse des membres inférieurs, de la difficulté de la marche et des douleurs du tronc et des membres. Elle souffre depuis huit ans d'une affection de l'utérus causée par une couche et elle a été traitée sans succès dans le service de chirurgie de la Maison municipale de santé.

Les douleurs se sont étendues, depuis quatre ans, aux membres inférieurs et surtout au droit qui est le siège d'un engourdissement continu.

Je constate de l'anesthésie absolue dans la moitié antérieure de la cuisse : lorsqu'elle marche elle boite légèrement et notamment elle trébuche en tournant.

Les douleurs de tout le corps sont si vives par instants que l'on note une trémulation générale et des soubresauts.

Ces douleurs sont principalement intenses avant et pendant la menstruation. Il existe un état hypocondriaque accentué, Mme H... est convaincue qu'elle est atteinte d'une maladie de la moelle épinière. Diminution de la sensibilité réflexe de la sclérotique gauche. Pas de diminution du champ visuel, pas d'astigmatisme, quelques phosphènes noirs. Douleurs sous et sus-mammaires et iliaque gauches très vives à la pression.

Le 13 février. — Le sommeil hypnotique est facilement obtenu. État de léthargie. Je lui suggère de ne plus avoir de douleurs thoracique et iliaque et d'être convaincue qu'elle n'a pas de maladie de la moelle épinière. A son réveil, obtenu par suggestion, Mme H... n'a plus de douleur sus-mammaire gauche, mais la douleur sous-mammaire persiste.

Le 18 février. — La malade éprouve encore de l'engourdissement du membre inférieur gauche et la douleur sous-mammaire dont elle se plaignait. Le sommeil est obtenu en une demi-minute. Je lui suggère qu'elle n'aura plus de douleur sous le sein gauche, qu'elle peut être sûre de n'avoir pas de maladie de la moelle épinière, comme elle le croyait et qu'elle guérirait sûrement.

Le 22 février. — Mme H... éprouve toujours un peu de douleur dans la région iliaque gauche et à la région dorsale. L'engourdissement n'existe plus que dans la partie antérieure de la cuisse au tiers moyen. Je l'endors et je lui suggère de ne plus avoir d'engourdissement dans la cuisse et d'y sentir la piqûre que je lui fais pendant son sommeil. La malade manifeste qu'elle sent la douleur en déplaçant les jambes.

Autres suggestions :

A partir du moment où elle se réveillera, elle n'aura plus de douleur dans les parties gauches du ventre et le long de la colonne vertébrale. Je lui frotte fortement ces deux régions en lui disant qu'elle ne souffre plus. Elle ne manifeste aucune douleur. Je lui dis de revenir le dimanche matin.

Elle est revenue ce jour-là. — Elle me demande, avant d'être endormie, si elle n'aurait pas une maladie du sang.

Je l'hypnotise et lui dis de ne pas croire qu'elle a une maladie du sang. Je constate qu'elle est sensible à la piqûre de l'épingle dans la partie de la cuisse droite qui était insensible avant les séances antérieures.

Le 27 février. — Elle accuse encore un peu d'engourdissement dans la partie moyenne et postérieure du membre inférieur droit. Il existe de l'anesthésie sur quelques points de cette partie. Elle se plaint de quelques douleurs dans le membre inférieur gauche.

Je l'hypnotise de nouveau et lui suggère de continuer de se bien porter, de ne plus avoir de douleurs dans le membre inférieur gauche ni d'engourdissement dans le droit et d'être sensible aux piqûres que j'y ferais.

Le 25 mars. — Mme H... est revenue me voir ; elle va bien, elle n'a plus d'anesthésie. La marche est normale. Il reste encore un peu de douleur sous-mammaire gauche. Il n'existe plus d'idée hypocondriaque. Je l'hypnotise et lui suggère de ne plus avoir de douleur sous-mammaire et de continuer de se bien porter.

J'ai pensé, en outre, qu'il serait utile d'employer le sommeil hypnotique pendant toute la durée de l'époque cataméniale chez des aliénées qui sont agitées, turbulentes et violentes durant cette période.

*

Les deux observations suivantes m'ont paru intéressantes à cet égard :

La première malade chez laquelle je l'ai essayé est une nommée Lan.... âgée de vingt ans, qui est entrée dans mon service, à la Salpêtrière, il y a un an, dans un état d'agitation indescriptible. Elle était d'une violence extrême, elle se roulait à terre, déchirait ses vêtements et elle se refusait à tout travail. Cette agitation augmentait encore pendant ses règles et il était nécessaire alors de lui mettre la camisole. Elle avait sans cesse, pendant cette période, l'injure à la bouche; elle se servait d'expressions grossières, ordurières, même, et elle se livrait à des actes obscènes. Je la soumis au traitement par l'hypnotisme, il y a quatre mois. Je l'endormis au commencement de ses règles et je lui ordonnai de dormir pendant six à sept jours, de rester couchée, de ne se lever que pour satisfaire ses besoins, pour faire sa toilette et de manger ce qu'on lui présenterait.

Les suggestions réussissent à chaque époque ; elle dort six à sept jours ; elle se lève et va aux W.-C. lorsqu'elle en a besoin; le matin, elle va au lavabo faire sa toilette et pendant ces allées et venues, elle tient les yeux presque absolument clos et elle ne parle à personne.

Depuis quatre mois je la fais dormir pendant tout le temps des périodes menstruelles et je suis arrivé à remplacer l'agitation cataméniale par une habitude de calme qui me paraît influencer son état pendant le reste du mois, si j'en juge par la différence de sa conduite et de ses façons d'être pendant les trois semaines qui se sont écoulées entre les dernières époques cataméniales.

La deuxième femme, nommée Gén..., âgée de dix-neuf ans, est entrée dans mon service, à la Salpêtrière, il y a un an. Cette malade était agitée, remuante, turbulente même en tout temps, mais aux époques menstruelles l'agitation s'accompagnait d'actes désordonnés, tels qu'il était nécessaire de lui mettre la camisole pendant cette période. Sous l'influence des règles, elle se roulait à terre, relevait ses jupes et proférait des paroles lascives et éhontées. Elle était absolument érotomane.

Il y a quatre mois, j'essayai de l'hypnotisme pour calmer cette jeune fille. Je l'endormis au commencement de l'écoulement menstruel et je lui suggérai de dormir pendant cinq à six jours, de rester couchée, de ne se lever que pour ses besoins et pour faire sa toilette et de manger ce qu'on lui présenterait.

Les suggestions ont réussi et depuis quatre mois que je la fais dormir pendant tout le temps des époques menstruelles, je suis arrivé à remplacer l'agitation cataméniale par une habitude de calme qui me paraît exercer une influence très satisfaisante sur son état pendant le reste du mois.

Fistule recto-vésicale datant de six ans. — Ischurie et fréquents besoins d'uriner.
(Guérison de ces deux symptômes par la suggestion hypnotique.)

J'ai été consulté, le 15 décembre 1887, pour Mme Ab..., âgée de vingt-cinq ans, atteinte d'ischurie, causée par une fistule recto-vésicale. Cet état remonte à l'année 1882. Il a été déterminé par l'emploi du forceps. Il en est résulté une inflammation suppurée du petit bassin qui a amené cette lésion; depuis cette époque, les matières fécales et les gaz intestinaux passent par la vessie et déterminent des envies très fréquentes d'uriner (une à deux fois par heure) et des douleurs très intenses ressemblant à celles causées par une brûlure. La menstruation est restée régulière.

Aussi Mme A... n'a pas pu sortir de chez elle depuis cette époque et le sommeil en a été très diminué. Elle en est arrivée à une grande faiblesse, à de l'inappétence et par suite, à un éréthisme nerveux et à une irritabilité excessive du caractère.

Mme A... a consulté plusieurs médecins, mais rien n'a pu la soulager.

Son mari et elle se sont demandé si le traitement par l'hypnotisme ne pourrait pas la guérir, et ils m'ont appelé pour cette raison. Je ne vous cacherai pas que leur demande m'a paru extraordinaire et que je leur ai dit, tout d'abord, que je ne croyais pas pouvoir rien faire contre cet état morbide.

A ma première visite, je constate que Mme A... est très pâle, que ses joues sont flasques et qu'elle est très impressionnable. J'assiste à une crise vésicale douloureuse et véritablement intense qui est suivie d'une expulsion d'urine dans laquelle je vois des matières fécales liquides qui se précipitent au fond du vase. A une autre visite, je sonde la vessie et j'en retire de l'urine qui renferme des matières fécales jaunes et également liquides. L'examen au spéculum ne permet pas d'apercevoir la lésion, mais, par le toucher, je sens une bride et une tuméfaction dure au-dessus du cul-de-sac antérieur vaginal et sur le bord gauche de l'utérus.

Le 22 novembre, j'essaie d'hypnotiser Mme A..., mais je ne réussis qu'après une seconde séance, le 24. Elle est mise dans un état mixte de léthargie et de catalepsie. Elle présente en cet état une surexcitabilité considérable de la peau et il est impossible de souffler sur un point de son corps, sur ses cheveux, de donner une chiquenaude sans provoquer une trépidation générale et des soubresauts de tout le corps. Rien de semblable n'est produit à l'état de veille. Je lui suggère, dès la première fois, de souffrir moins en urinant. J'ai réitéré cette suggestion pendant quatre séances à trois ou quatre jours d'intervalle. Le 8 décembre 1887, après trois séances, la douleur vésicale a cessé absolument ; mais le nombre des mictions est encore le même. A quinze jours d'intervalle, je l'hypnotise deux fois et je lui suggère chaque fois de ne plus uriner que cinq fois par jour et deux à trois fois la nuit.

Le 4 janvier, son mari m'apprend que les douleurs vésicales ont cessé, qu'elle ne se lève que trois fois la nuit, qu'elle n'a pas uriné plus de cinq fois par jour et qu'elle a pu ainsi sortir plusieurs fois.

Le 11 février, l'amélioration a continué et le mari me dit que les matières fécales et les gaz passent moins souvent par la vessie et par le vagin. Il m'ajoute qu'elle a eu la diarrhée pendant une semaine, il y a quinze jours et qu'aucunes fèces n'a passé par la vessie.

Le 20 mars, il n'est passé de fèces par la vessie que pendant quelques jours de la semaine dernière, à la suite d'une très grande colère causée par son mari ; malgré cela les douleurs vésicales ne se sont pas reproduites.

Je l'hypnotise ce jour-là, et je répète les mêmes suggestions antérieures et, en outre, de ne plus se mettre en colère et de supporter les ennuis.

En résumé, il est intéressant de constater que la suggestion hypnotique a pu influencer la sensibilité vésicale, la miction, profondément troublées par le passage des fèces dans la vessie, et a diminué le passage des fèces dans la vessie.

Voici enfin une observation d'un jeune onaniste que j'ai pu guérir radicalement.

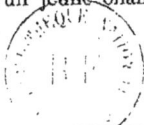

Onanisme chez un garçon de neuf ans. (Guérison par la suggestion hypnotique.)

Le 25 novembre 1887, se présentait à ma consultation externe de la Salpêtrière un garçon nommé Georges M...., âgé de neuf ans, amené par sa mère, à cause des habitudes d'onanisme auxquelles il s'adonnait depuis trois ans et demi.

Dans les antécédents héréditaires, nous relevons que la grand'mère paternelle a des crises épileptiformes, que le père et la mère sont très nerveux. La mère a même eu une attaque d'hystérie franche à la suite d'une contrariété. Enfin, une cousine germaine paternelle, âgée actuellement de douze ans, se livre aussi à l'onanisme.

Notre malade a eu, à quinze mois, la cholérine; à trois ans et demi, la rougeole; à cinq ans, la variole; à sept ans il a rendu cinq ou six ascarides. Depuis, les différents vermifuges n'ont produit aucun effet. Son développement s'est fait normalement; il marchait à treize mois et parlait à dix-huit. A sept ans et demi, il savait lire et écrire. A l'école, il passait pour être très intelligent, mais paresseux et menteur.

Il se présente à nous avec une physionomie intelligente; ses traits sont réguliers, mais le facies est très pâle, alangui, et les paupières inférieures sont bordées de noir.

Il est maigre. Nous ne constatons aucune malconformation, ni congénitale, ni acquise.

Notons la dilatation des pupilles qui, jointe à la pâleur excessive et à la maigreur de la face, donne un cachet de consomption à cette physionomie enfantine.

L'examen de la sensibilité générale, de même que celui des différents sens spéciaux, ne nous a fourni aucune particularité à noter: les fonctions digestives sont normales.

Au cœur, nous avons trouvé un souffle doux au premier temps avec maximum à la base. L'enfant dit avoir quelquefois des palpitations. Les poumons sont sains.

Les habitudes d'onanisme datent, comme nous l'avons dit plus haut, de trois ans et demi. Or, à cette époque l'enfant était envoyé à une école où il se trouvait au milieu de camarades plus âgés que lui et qui s'adonnaient en sa présence à cette dangereuse habitude. L'imitation nous paraît avoir joué, dans ce cas, le rôle étiologique principal. Les parents, désolés de surprendre souvent leur enfant se toucher son « histoire » (c'est ainsi que notre petit client appelle son organe génital externe), cherchèrent à le corriger; mais malgré les reproches et les coups, il continuait.

Nous avons examiné les organes génitaux de l'enfant: le volume et la longueur de la verge ne sont pas au-dessus de la normale; seulement le gland et le prépuce sont rouges, hyperémiés.

26 novembre 1887. — Après m'être assuré que l'enfant était hypnotisable, j'ai chargé M. Roubinowitch, externe du service, de le traiter par la suggestion hypnotique.

L'enfant, couché sur un lit, est endormi par la fixation du regard dans l'espace de deux minutes.

Pendant le sommeil, l'anesthésie est complète : ni les piqûres, ni les pincements ne provoquent de mouvements. On obtient facilement des phénomènes cataleptoïdes. Aux questions qu'on lui pose, il ne répond pas. Pendant le sommeil on lui fait exécuter une série d'actes : descendre du lit, marcher dans la salle, écrire, remonter dans le lit, etc...; il exécute tout ponctuellement. Lorsque nous fûmes ainsi convaincu que notre sujet était en état de suggestibilité hypnotique, nous lui avons suggéré de ne jamais toucher son « histoire », de ne jamais se coucher sur le ventre et de rester dans l'état où nous l'avons mis jusqu'à ce qu'on lui touchât l'oreille gauche.

Au réveil, nous constatons une amnésie absolue, relativement à tout ce qui s'est passé pendant le sommeil.

Nous avons recommandé à la mère une surveillance active et nous l'avons priée de nous ramener cet enfant dans trois jours.

29 novembre. — L'enfant n'a pas été surpris à nouveau. Nous l'hypnotisons et le sommeil est obtenu encore plus vite que la fois précédente. Nous répétons nos suggestions relatives à l'onanisme.

Depuis ce jour, la mère nous a amené l'enfant toutes les semaines. La surveillance établie d'après nos recommandations expresses a été très active dans la journée et dans la nuit et à aucun moment l'enfant n'a plus été surpris.

Examinant sa verge le 22 décembre, nous avons pu constater la disparition complète de la rougeur du gland et du prépuce.

Nous avons vu l'enfant le 15 et le 19 du mois de mars 1888 et la mère nous a affirmé qu'il a complètement abandonné ses habitudes vicieuses.

Du reste, sa physionomie n'est plus fatiguée, ni alanguie, ses paupières ne sont plus cernées et son corps reprend de la force.

En résumé, ces observations, jointes à celles que j'ai communiquées précédemment aux Congrès de l'Association, me paraissent montrer le parti que l'on peut tirer de cette méthode thérapeutique.

On m'a dit, à propos de mes observations de guérison d'aliénées par la suggestion hypnotique, que toutes ces malades étaient hystériques; mais en supposant que cela fût exact, la guérison de cette forme de folie ne serait-elle pas un grand progrès? Les asiles ne renferment-ils pas une grande quantité d'aliénées hystériques, qui, faute d'un traitement approprié, sont devenues incurables, et ces hystériques ne sont-elles pas souvent tombées dans l'incohérence, la démence; n'en voit-on pas fréquemment qui inspirent le dégoût et la pitié par leurs tendances à boire et à voler, par leurs calomnies, leurs mensonges, leurs rouceries, leur méchanceté; par leur saleté, par leur sensualité, par leurs actes obscènes et érotiques, par leur gloutonnerie qui les porte à se satisfaire par les moyens les plus sales et les plus dégoûtants; enfin, ne sont-elles pas ordinairement dangereuses par leurs hallucinations et par leurs impulsions violentes?

J'affirme que la guérison des aliénées hystériques par la suggestion hypnotique suffirait largement à établir l'utilité et les bienfaits d'un traitement qui arrête l'évolution de cette névrose redoutable.

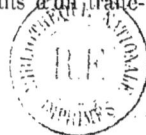

PARIS. — IMPRIMERIE CHAIX, RUE BERGÈRE, 20. — 21790-10-8.

256

ASSOCIATION FRANÇAISE

POUR L'AVANCEMENT DES SCIENCES

EXTRAIT DES STATUTS ET RÈGLEMENT

STATUTS

Art. 4. — L'Association se compose de membres fondateurs et de membres ordinaires; les uns et les autres sont admis, sur leur demande, par le Conseil.

Art. 6. — Sont membres fondateurs les personnes qui auront souscrit, à une époque quelconque, une ou plusieurs parts du capital social : ces parts sont de 500 francs.

Art. 7. — Tous les membres jouissent des mêmes droits. Toutefois, les noms des membres fondateurs figurent perpétuellement en tête des listes alphabétiques, et les membres reçoivent gratuitement, pendant toute leur vie, autant d'exemplaires des publications de l'Association qu'ils ont souscrit de parts du capital social.

RÈGLEMENT

Art. 1er. — Le taux de la cotisation annuelle des membres non fondateurs est fixé à 20 francs.

Art. 2. — Tout membre a le droit de racheter ses cotisations à venir en versant, une fois pour toutes, la somme de 200 francs. Il devient ainsi membre à vie.

Les membres ayant racheté leurs cotisations pourront devenir membres fondateurs en versant une somme complémentaire de 300 francs. Il sera loisible de racheter les cotisations par deux versements annuels consécutifs de 100 francs.

La liste alphabétique des membres à vie est publiée en tête de chaque volume, immédiatement après la liste des membres fondateurs.

Les souscriptions des membres fondateurs peuvent être versées en une seule fois ou en deux versements chacun de 250 francs.

Les souscriptions sont reçues :

Au SECRÉTARIAT, à l'Hôtel des Sociétés savantes, 28, rue Serpente, à Paris.

PARIS. — IMPRIMERIE CHAIX. — 21792-11-8.

www.ingramcontent.com/pod-product-compliance
Lightning Source LLC
Chambersburg PA
CBHW032301210326
41520CB00048B/5778